Gentile Manuale illustrato di Yoga per la Schiena

Illustrato da Simona Molino

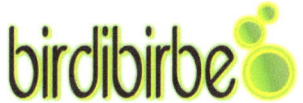

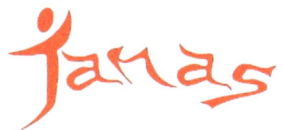

Il libro ha esclusivamente scopo informativo e non sostituisce nessun trattamento medico o psicologico.
Le illustrazioni sono a carattere puramente indicativo.
Il lettore utilizzando le indicazioni assume piena responsabilità delle proprie scelte, consapevole dei rischi connessi a qualsiasi forma di esercizio.

Posizioni supine

Savasana o posizione del Cadavere

Jathara parivritti asana o posizione del Movimento del Coccodrillo

Pavana mukta asana o posizione della Purificatrice

Dvi Pada Pitham Asana o posizione del mezzo Ponte

Posizioni prone

Adavasana o posizione Prona

Bhujangasana o posizione del Serpente

Posizioni sedute

Dandasana o posizione del Bastone

Pascimottanasana o posizione della Pinza seduta

Posizioni in piedi

Tadasana o posizione della Montagna

Kala asana o posizione del Tempo

Padahastasana o posizione dalle Mani ai Piedi

Namaskarasana o posizione del Saluto

Posizioni in ginocchio

Balasana o posizione del Bambino

Shashankasana o posizione della Luna

Posizione in quadrupedia

Bidalasana o posizione del Gatto

Posizioni per il tempo del lavoro

Posizione di allungamento

Uktanasana o posizione della Sedia

Allungamento delle braccia in posizione seduta

Consigli per l'utilizzo di Gentile Manuale illustrato di Yoga per la Schiena

La colonna vertebrale è l'asse centrale del nostro corpo.
Attraversata da numerosissimi fasci nervosi che collegano organi
vitali al cervello, ha plurifunzioni, sostenendo le articolazioni
ossee del nostro corpo, muscolatura, cranio, fornendo equilibrio
statico e dinamico, permettendo l'ancoraggio della gabbia toracica
direttamente legata al processo respiratorio.
La sedentarietà e la limitata attività fisica, il carico gravitazionale
nella postura eretta, generano spesso rigidità e tensione nella schiena
determinando squilibrio psicofisico e malessere.

Lo Yoga attraverso l'eperienza e l'apprendimento delle Asana
ci agevola a liberare il corpo da blocchi, rigidità e contratture
permettendoci di ritrovare flessibilità, elasticità e
benessere psico-fisico.
Le Asana di "Gentile Manuale illustrato di Yoga per la Schiena"
vi aiuteranno, anche grazie ad una pratica costante, a riprendere
gradualmente controllo sul vostro corpo e a una maggiore coscienza
sull'importanza della vostra schiena.
Praticate lo Yoga per la schiena in qualsiasi momento della vostra
giornata, concedendo al vostro corpo il giusto riposo, gratificando la
mente con il silenzio e l'ascolto.
Un leggero sottofondo musicale vi aiuterà nella pratica.
Ascoltate il vostro corpo e rispettatene i limiti.
Tenete accanto alcuni cuscini che vi potranno aiutare in alcune Asana
e una coperta per coprirvi in caso abbiate freddo, nelle Asana a terra,
come Savanasanae e Adavasana.
Se deciderete di praticare all'aria aperta utilizzate un materassino o
una stuoietta; in questo caso il vostro sottofondo musicale sarà "live"...
Ponete attenzione alle voci "Benefici" e "Controindicazioni" indicate
nelle singole Asana e se siete in dubbio sulla pratica, consultare
un parere professionale di un esperto nel settore è la migliore
precauzione, per non incorrere in peggioramenti o danni strutturali.

buona pratica a voi

Savasana o posizione del Cadavere

Il nome Savasana deriva dal Sanscrito

शव cadavere आसन asana

"shava" che significa avente l'apparenza di un "corpo umano morto" e "asana" che significa "posizione", infatti il corpo è disteso a terra in posizione supina, completamente abbandonato, senza alcun movimento.

Questa posizione è anche detta mritasana dal "mrit" che significa "morto" e "asana" che significa "posizione".

Distendetevi sulla schiena con le gambe leggermente divaricate, le punte dei piedi leggermente aperte verso l'esterno; le braccia sono scostate dal corpo

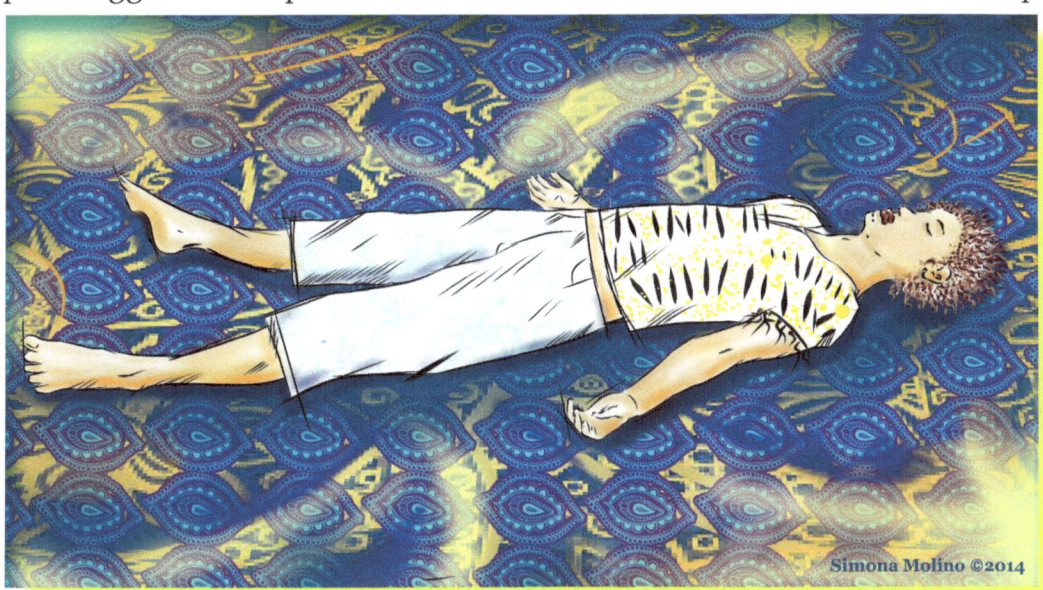

Simona Molino ©2014

con il palmo rivolto verso l'alto, le dita sono morbide e ben rilassate.

La mascella è decontratta la lingua appoggia al palato.

Chiudete gli occhi e respirate normalmente.

Ascoltate le sensazioni del vostro corpo, incominciando dai piedi ai polpacci fino alle cosce; poi salite con l'attenzione ai glutei, all'addome, al torace, alla schiena. Proseguite con le spalle le braccia, la gola e collo, il volto e il capo.

Se percepite delle zone ancora tese, lasciate che si allentino e che si depongano sulla Terra morbidamente.

Dopo aver rilassato la muscolatura, portate l'ascolto più in profondità e permettete agli organi interni dell'addome, del torace, del capo, di rilassarsi.

Ascoltate il vostro cuore e sentitene il battito divenire più lento e regolare come il vostro respiro.

Ora ascoltate il respiro
e percepitene il leggero movimento all'interno del corpo.

posizioni supine

Anche la mente riposa.

Accogliete passivamente, come se foste osservatori esterni, pensieri, immagini e emozioni, lasciando scorrere tutto, senza soffermarvi su niente.

Riposate nella posizione per il tempo necessario (per qualche decina di minuti) facendo attenzione a restare vigili e a non cadere nello stato di sonno.

Riportate l'attenzione al respiro, poi a tutto il corpo ormai rilassato.

Cominciate gradualmente a ridare movimento partendo dai piedi e dalle e dalle mani, infine stiratevi come se foste un gatto.

Terminate la pratica aprendo gli occhi e portandovi lentamente su un fianco e poi seduti.

Assaporate gli effetti del rilassamento.

Benefici: La pratica Savasana prepara mente e corpo alle successive pratiche.

La pratica regolare di Savasana porta ad un abbassamento del ritmo cardiaco e della frequenza respiratoria, la pressione arteriosa si riequilibria.

Permette il rilassamento completo del corpo e di entrambe le cuffie del deltoide.

Jathara parivritti asana o posizione del Movimento del Coccodrillo.

La torsione supina piegato è una variazione della postura classica conosciuta come"parivartanasana".

जठरा ventre आसन asana वळण svolta

La parola sanscrita"parivartana"pronunciato pah-ree-Vahr-Tah-nah significa "svolta".

Dalla posizione Savasana, piegate le ginocchia e portate i talloni in prossimità dei glutei mantenendo i piedi, appoggiati a terra, distanziati quanto i fianchi. Aprite le braccia tenendole sulla stessa linea delle spalle, appoggiando i palmi delle mani a terra.

Inspirate ed espirando fate scendere le ginocchia verso destra e dopo aver ruotato la testa a sinistra, rilassate completamente le ginocchia.

Inspirate e riportate la testa e le ginocchia al centro.

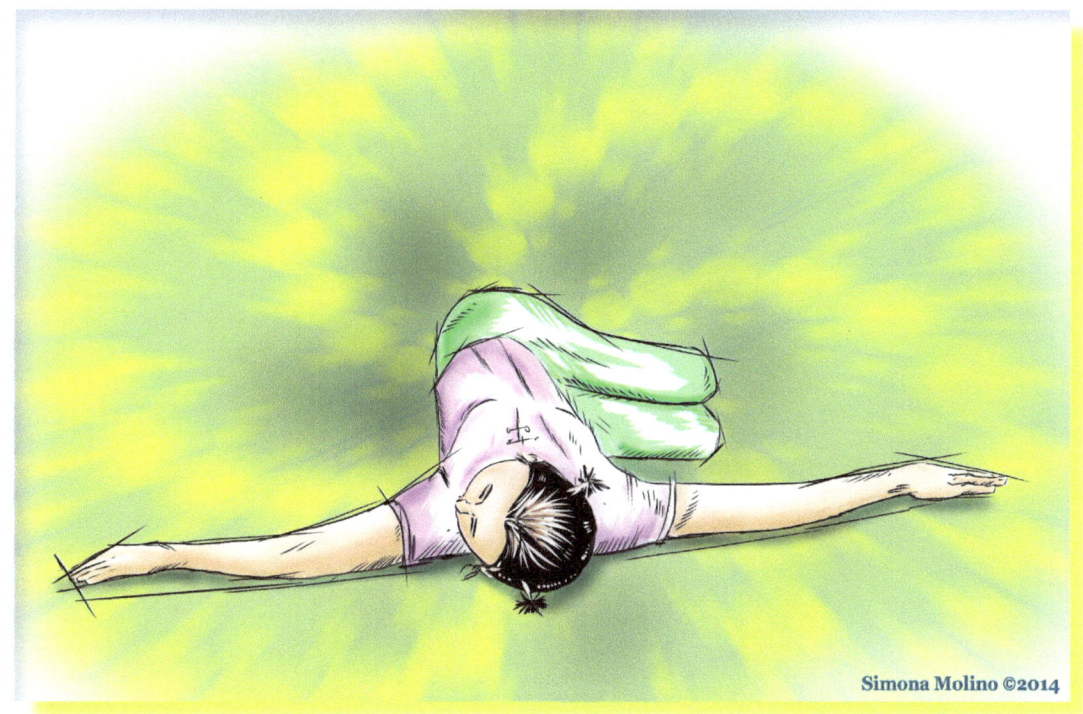

Simona Molino ©2014

Espirate facendo scendere le ginocchia a sinistra e la testa in direzione opposta.
Ripetete la postura cinque volte sincronizzando il movimento gambe/testa con il respiro.
Riposatevi tornando nella posizione di partenza.

Benefici: Il Movimento del Coccodrillo estende tutti i muscoli della schiena, riallinea e allunga la colonna vertebrale e idrata i dischi spinali.

posizioni supine

Pavana mukta asana o
posizione della Purificatrice

Il nome Pavana-mukta-asana

पवनमुक्तासनम्

significa nella libera traduzione "posizione che libera dall'aria".
Dalla posizione precedente "Savasana" unite le gambe, espirando sollevate da terra la gamba destra e piegando il ginocchio portatelo verso l'addome con un movimento lento e uniforme. L'altra gamba rimane distesa terra.
Abbracciate la gamba sollevata appena al di sotto del ginocchio esercitando

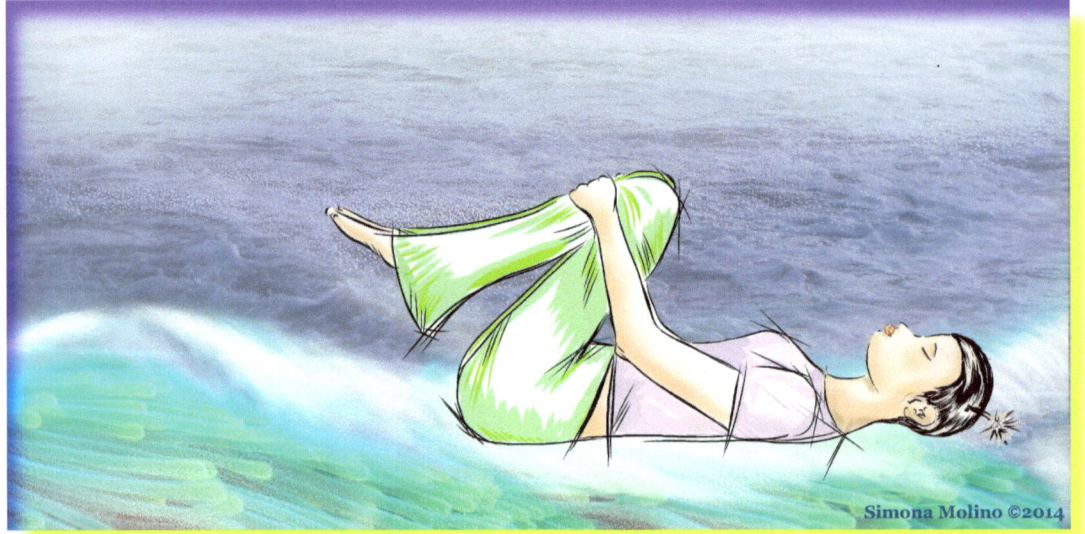

Simona Molino ©2014

con gli avambracci una trazione in modo da portare il ginocchio stesso a premere contro il petto favorendo un delicato massaggio al colon.
Ponete attenzione a mantenere collo e spalle a terra.
Restate nella posizione per 1-3 respiri.
Inspirando sciogliete lentamente la posizione riportando la gamba a terra.
Respirate normalmente e rimanete distesi supini.
Ripetete la sequenza con la gamba sinistra poi ancora con la destra per almeno tre volte per ogni gamba.

Una possibile alternativa della posizione Apasana è la seguente:

Dalla posizione di partenza "Savasana" unite le gambe e espirando sollevatele da terra avvolgendole con le braccia sopra gli stinchi.
Mantenete questa posizione per almeno un minuto, ponendo attenzione alla schiena che deve essere piatta e distesa a terra.
Se siete comodi potete anche oscillare dolcemente avanti e indietro o di lato massaggiando così

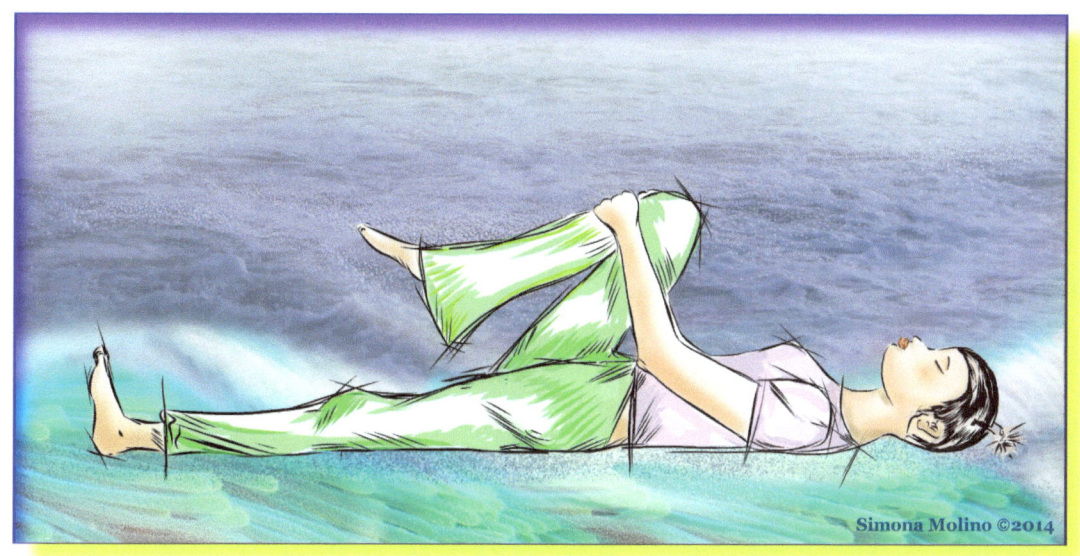

Simona Molino ©2014

Benefici: La pratica di questa Asana è utilissima per rilassare i muscoli della parte inferiore della schiena, fascia lombare, i muscoli del collo e delle cosce: molto utile dopo una lunga giornata seduti alla scrivania è consigliata prima di andare a dormire ma anche al risveglio per incoraggiare il corpo, la mente e lo spirito a rimanere puri è in equilibrio per tutta la giornata.v

Controindicazioni: non praticate questa posizione se vi state riprendendo da un intervento chirurgico addominale o ernia. Evitate in caso di infortunio alla colonna vertebrale o ginocchio.

posizioni supine

Dvi Pada Pitham Asana o posizione
del mezzo Ponte

Il nome Dvi Pada Pitham Asana deriva dal Sanscrito significa "posizione del tavolo con due gambe".

डीवीआईप्रदर्शक

Dalla posizione Savasana o Apasana piegate le ginocchia alla larghezza dei fianchi e posizionatele perpendicolari alle caviglie, coscie e glutei paralleli tra loro.
Avvicinate il mento alla gola senza sollevare il capo.

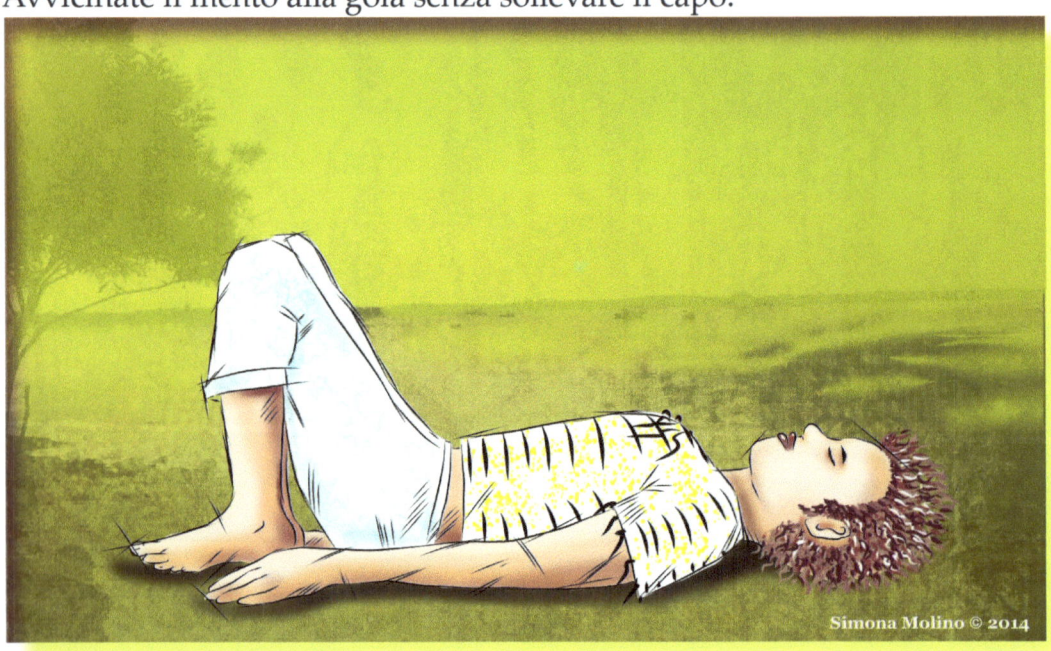

Inspirate e espirate portando attenzione al respiro.
All'espiro spingete sulle piante dei piedi facendo aderire al meglio la curva lombare a terra, inspirando sollevate pima il bacino e poi l'area lombare e parte della dorsale verso l'alto, mantenendo le gambe parallele.
Rimanete in questa posizione statica per qualche respiro,
espirando ritornate con i glutei a terra.
Ripetete la sequenza per cinque volte.

Rilassatevi in Savasana.

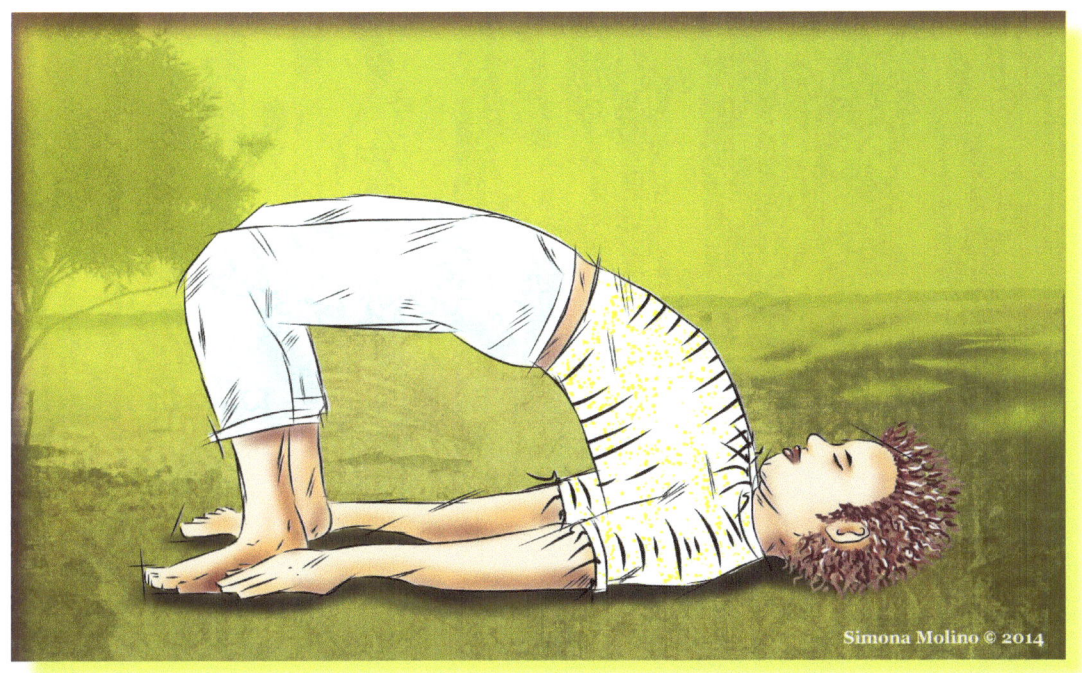

Simona Molino © 2014

Benefici: La pratica di questa Asana è utilissima per rilassare i muscoli della parte inferiore della schiena, fascia lombare, i muscoli del collo e delle cosce: molto utile dopo una lunga giornata seduti alla scrivania è consigliata prima di andare a dormire ma anche al risveglio per incoraggiare il corpo, la mente e lo spirito a rimanere puri è in equilibrio per tutta la giornata.v

Controindicazioni: evitare la posizione se avete lesioni al collo note, praticatela in questo caso sotto la supervisione di un insegnante esperto.

posizioni supine

11

Adavasana o posizione Prona

La parola "adava asana" in Sanscrito significa "posizione prona o riversa"

अद्वासन posizione prona

Questa posizione come "Savasana" viene contemplata
come una posizione per rilassare corpo e mente.
Stendetevi proni: vi consiglio di utilizzare due asciugamani arrotolati
mettendoli a forma di V per posizionare il viso e permettervi di respirare.
Il collo deve essere rilassato.
Le braccia e le mani possono essere messe ai lati del corpo con palme delle
mani rivolte in alto o se siete più comodi estese oltre la testa morbidamente.

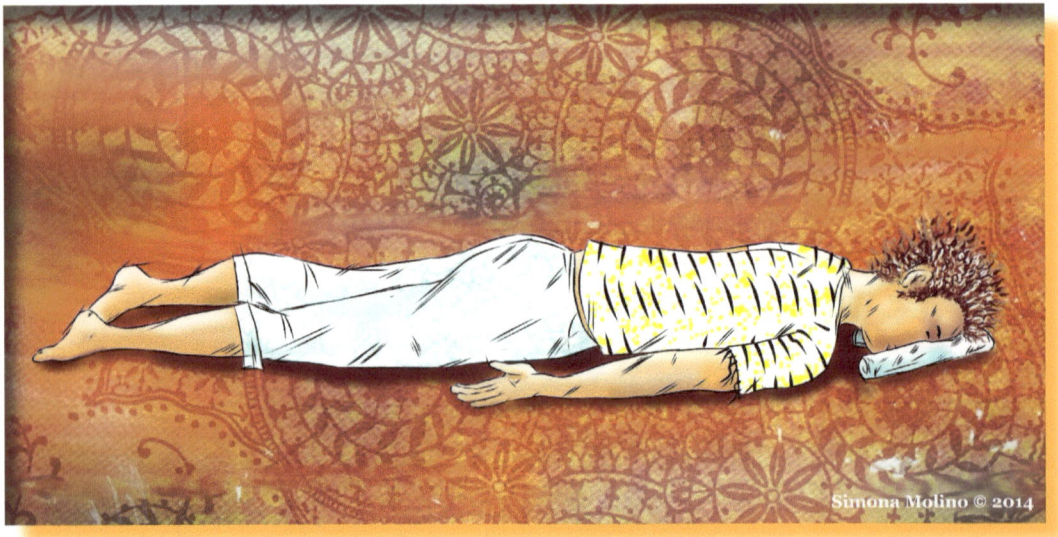

Rilassatevi e abbandonatevi come nella pratica di Savasana.
Lo stomaco appoggia sulla terra senza pesantezza.
Respirate profondamente sentendo l'addome premere a contatto del terreno
nella fase di inspirazione e permettete ai muscoli della parte bassa della
schiena, gambe e faccia di rilassarsi completamente.
Mantenete la posizione per almeno tre minuti.
Per uscire dalla posizione, portate le mani ai lati del corpo e sollevatevi
lentamente piegando poi le ginocchia e mettendovi seduti sui talloni.

Benefici: la posizione è utile per chi soffre di ernia al disco, tensioni alla zona del collo e per chi spesso mantiene nella giornata una postura curva.

Controindicazioni: con cautela con dolori alla schiena derivanti da stenosi, in quanto può accentuare la compressione del nervo.

Bhujangasana o posizione del Serpente

Il significato della parola Bhunjangasana proviene dal Sanscrito

bhujanga साप serpente आसन asana

Sdraiatevi con la pancia a terra e allungate le braccia ai lati della testa, le mani con i palmi a terra, i piedi rilassati e la fronte appoggiata.
Piegate le braccia appoggiando le mani a lato della testa, i gomiti ai lati del busto.

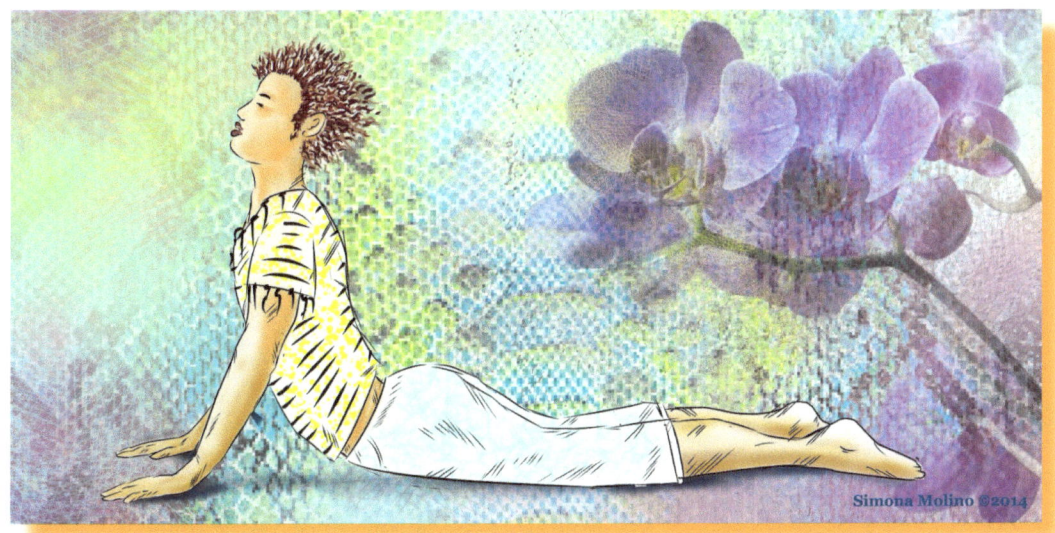

Simona Molino ©2014

Inspirate e premete su ambedue i palmi sollevando da terra la testa ed il busto, le spalle sono abbassate e l'osso del pube a contatto del pavimento, il torace è leggermente spinto in avanti.
Lo sguardo rivolto al Cielo. Rilassate spalle e gambe.
Mantenete la posizione ascoltando il respiro per almeno dieci respiri.
Espirate e sciogliete la posizione riportando addome, spalle, mento e fronte a terra.

Benefici: la posizione del Serpente è un asana molto benefica per la colonna vertebrale tonifica i muscoli della regione sacro-iliaca, lombare e dorsale. Indicata a coloro che hanno problemi di diabete stimola la circolazione sanguigna nelle gonadi, nelle ghiandole surrenali, nella tiroide e nel pancreas.

Controindicazioni: Sconsigliata a chi ha avuto recenti fratture o problemi alle ginocchia, spalle, braccia e a chi ha avuto recentemente un'operazione addominale.
Sconsigliata a chi soffre di ipertiroidismo, ulcera peptica ed ernia inguinale, sindrome carpale e mal di testa.
Sconsigliata a chi è in stato di gravidanza.

posizioni prone

Dandasana o posizione del Bastone

Il nome Dandasana deriva dal Sanscrito

दन्द bastone आसन asana

dalle parole "danda" che significa "bastone" e "asana" posizione.

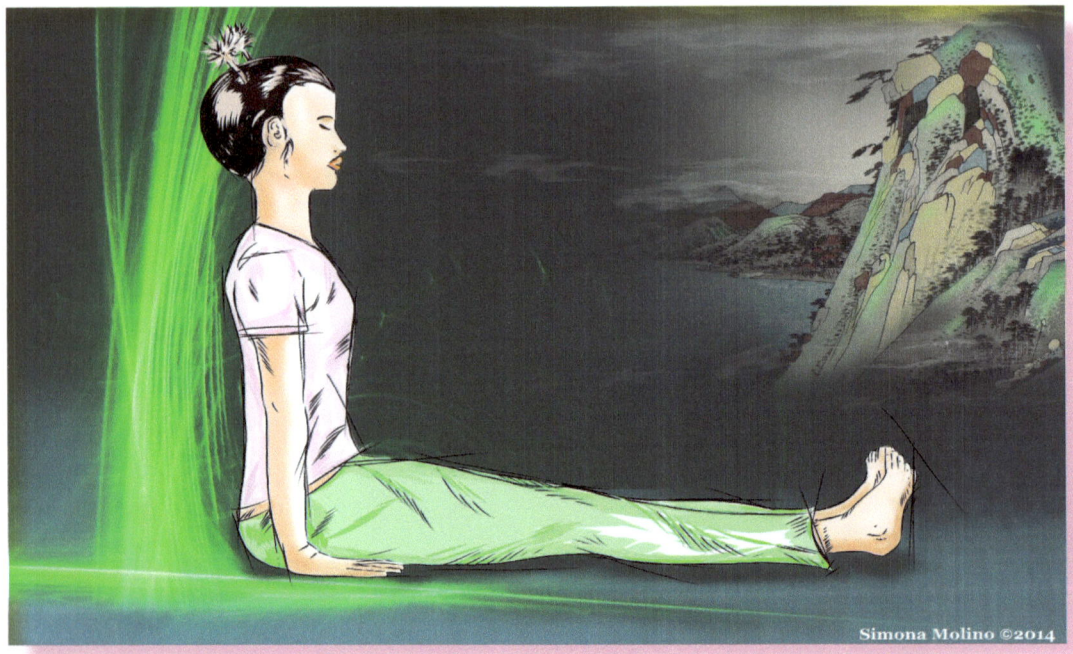

Simona Molino ©2014

Sedetevi a terra con le gambe unite, distese in avanti, le dita dei piedi rivolte verso il cielo, i piedi perpendicolari al suolo.

Le braccia posizionate lungo i fianchi, le mani con i palmi appoggiati a terra ai lati dei glutei, oppure appoggiati alle ginocchia.

Allungare la schiena verso l'alto con le spalle rilassate, il mento parallelo a terra così che nuca e sacro siano allineati.

Può essere utile all'inizio aiutarsi nella pratica appoggiandosi con la schiena a una parete. Verificate che osso sacro e scapole siano in appoggio. Bilanciate il peso del corpo su entrambi i fianchi e sentire premere gli ischi a terra. Mantenete la posizione portando l'attenzione al movimento della respirazione. Inspirate e sentite l'allungamento della colonna vertebrale verso l'alto, il torace si alza riempiendosi.

Epirate e sentite l'addome che si svuota contraendosi leggermente verso la spina dorsale.

Controindicazioni: infortuni noti alla parte bassa della schiena.

Benefici: Dandasana migliora la postura, rinforza la muscolatura della schiena, migliora la digestione, previene il dolore sciatico; allunga e attiva i muscoli delle gambe e previene la stanchezza nei piedi e nei muscoli dei polpacci.

Pascimottanasana o posizione della Pinza seduta

Il nome Pascimottanâsana deriva dal Sanscrito

पश्चिम **che sta ad ovest**

उत्तान **aperto stirato** आसन **asana**

dalle parole "paścima" che significa "che sta ad Ovest" e" uttana"che significa "aperto stirato", e asana che significa "posizione".

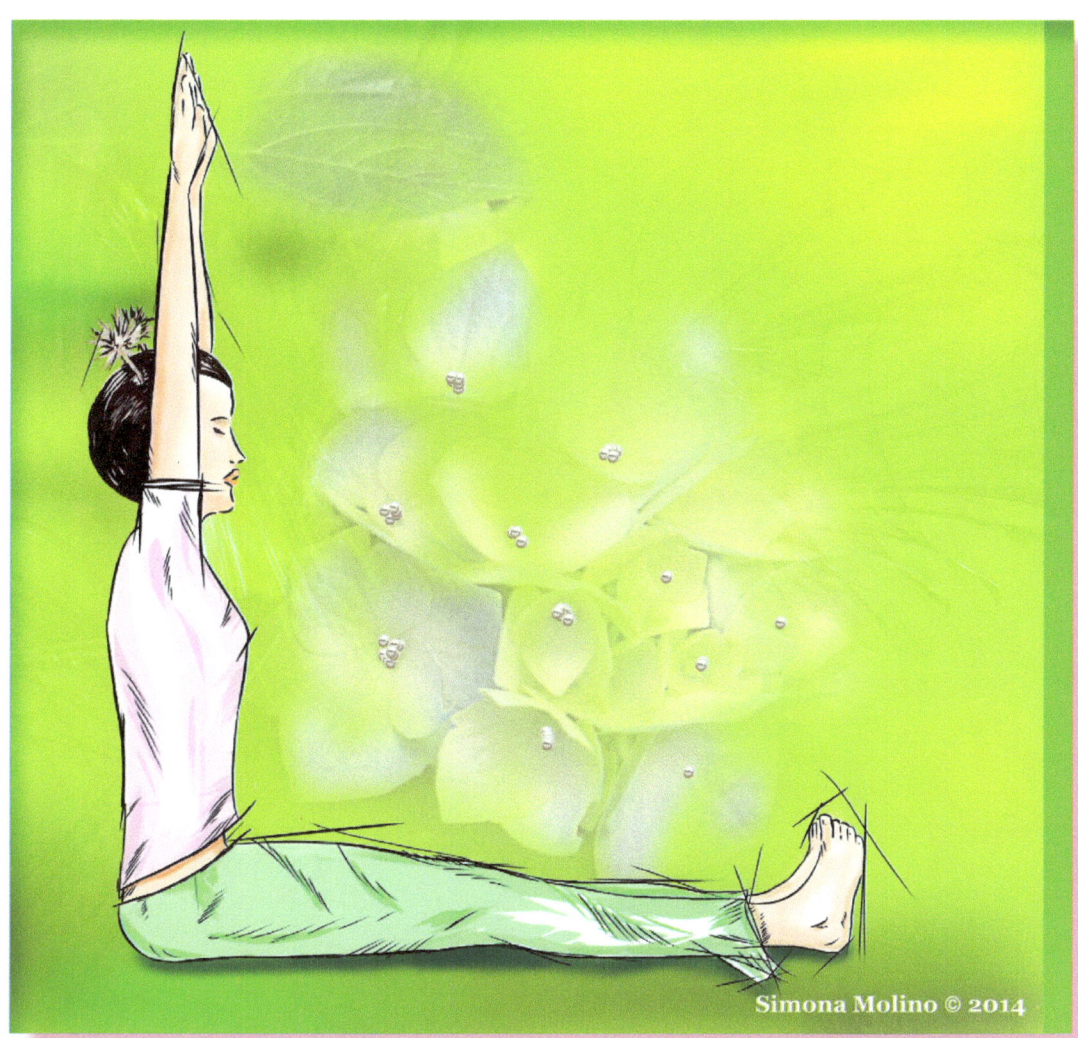

Simona Molino © 2014

Dalla posizione di partenza Dandaasana, inspirate e sollevate le braccia verso il Cielo, allungando la colonna vertebrale verso l'alto.
Espirate e flettete lentamente il busto coinvolgendo le anche.
Allungate il coccige allontanandolo dalla parte posteriore del bacino
Le mani si allungano per raggiungere il punto più vicino alle dita dei piedi, se riuscite afferrateli sull'esterno del piede.

posizioni seduti

In caso contrario, mettete le mani sulle cosce, polpacci o caviglie in base alla vostra flessibilità.

Mantenete la posizione statica così raggiunta respirando normalmente.

Inspirate, tornate lentamente e gradualmente nella posizione di partenza.

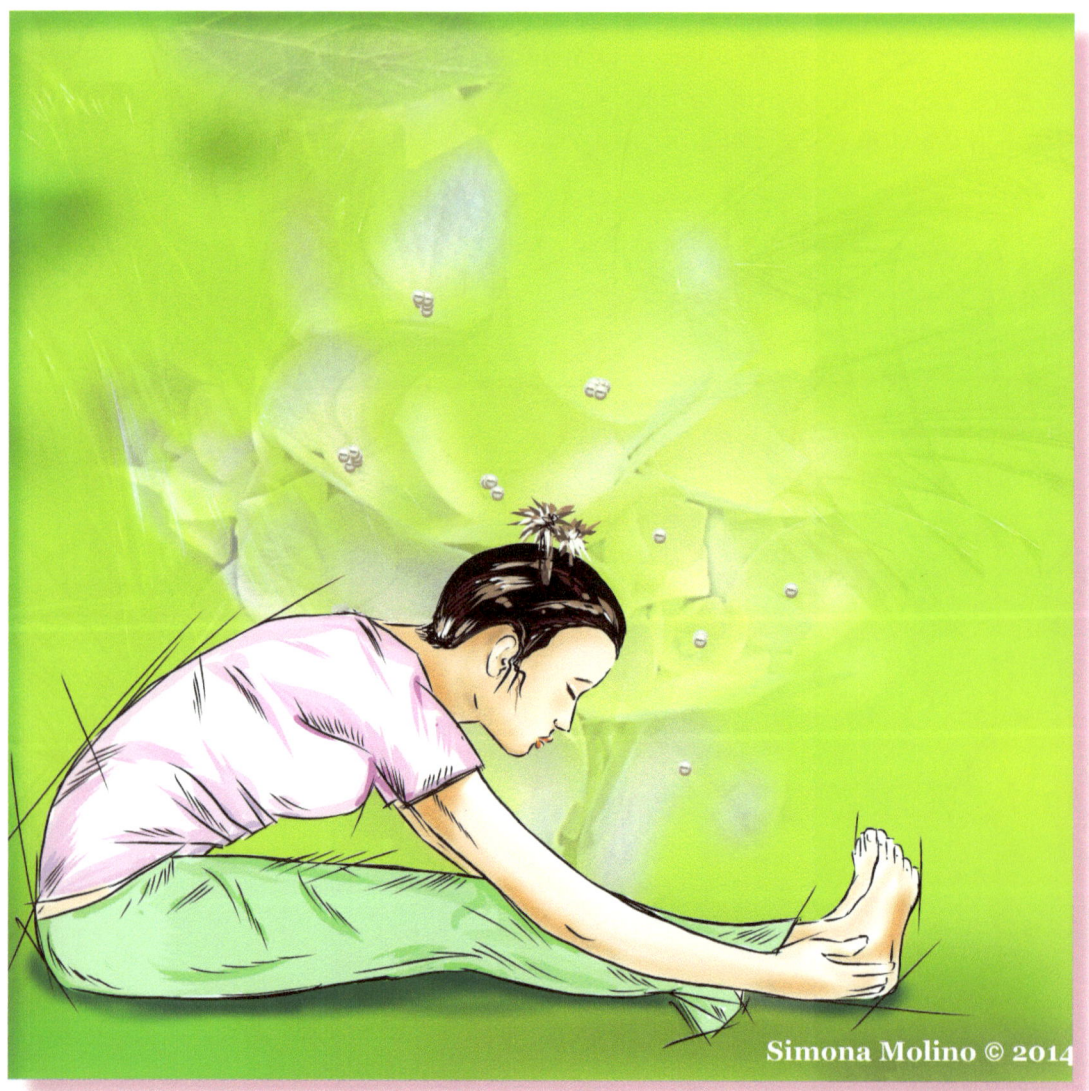

Simona Molino © 2014

Benefici: Pascimottanasana ha ottimi effetti sulla prostata, libera il nervo sciatico, elimina la lordosi, aiuta a controllare l'ansia, allunga i muscoli e i tendini delle gambe e della schiena e favorisce la riduzione del grasso su addome e fianchi.

Controindicazioni: Evitare di praticare la posizione se si soffre di ernia al disco.

Tadasana o posizione della Montagna

Il nome Tadasana deriva dal Sanscrito

पर्वताची रांग **montagna** आसन **asana**

"tada" significa Montagna e "asana" che significa "posizione"; questa asana è conosciuta anche con il nome di samasthiti-âsana, dove" sama" significa immobile o anche equilibrio mentre "sthiti" indica l'atto di stare in piedi con fermezza.

Tadasana o Posizione della Montagna rappresenta la postura verticale di base.

In piedi con le gambe unite e gli alluci che si sfiorano, allargate la posizione dei piedi quanto la larghezza delle spalle, tenendoli paralleli tra loro.

Le gambe sono distese e le ginocchia morbide.

Scostate le braccia dal busto e chiudete gli occhi, concentrandovi sui vostri piedi. Sollevate le dita dei piedi, aprendole bene e stiratele appoggiandole

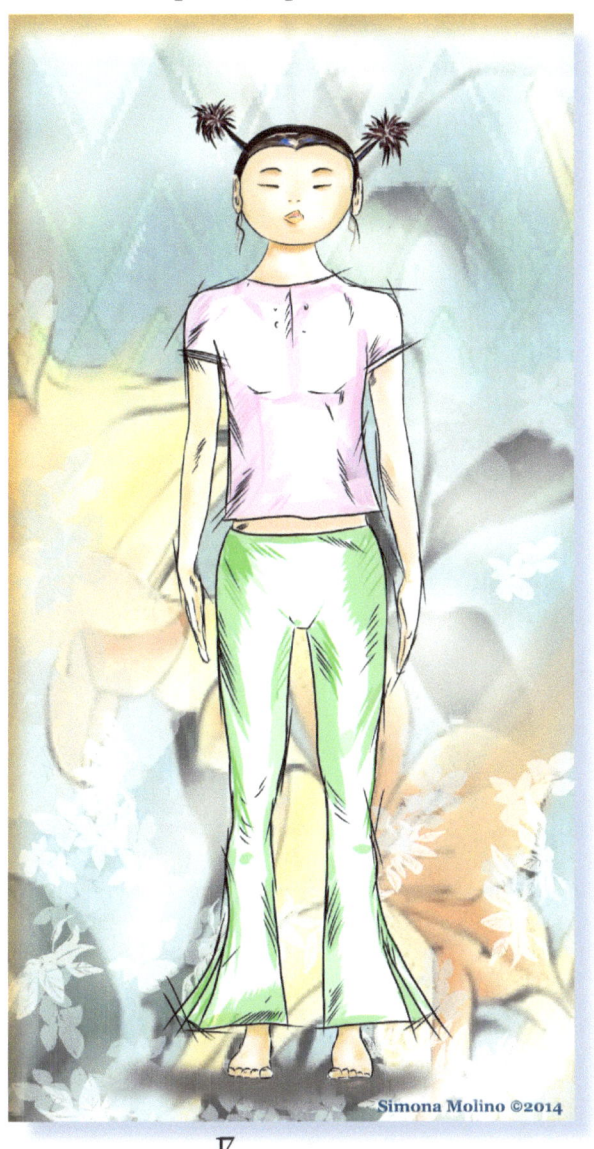

Simona Molino ©2014

17

poi delicatamente a terra.

Portate l'intenzione del peso verso la terra
allungando il coccige verso il basso.

Il pube deve sollevarsi verso l'ombelico.

Allargate le clavicole e lasciatele andare in giù, verso la schiena.

Testa e tronco sono allineati, la testa è posizionata al di sopra del centro del bacino.

La gola è morbida, la lingua rilassata e appiattita verso la parte bassa della bocca.

Spostate il peso del corpo avanti e indietro, poi da destra a sinistra e ascoltate come si distribuisce sui piedi e quali parti della muscolatura sono in tensione o contratte.

Favorite questo movimento con un movimento circolare concentrico fino a raggiungere il Centro.

Chiudete gli occhi e rilassateli.

Rimanete nella posizione per qualche minuto respirando regolarmente.

Benefici: Tadasana sviluppa la centratura fisica ed emotiva, rafforza cosce, ginocchia e caviglie, tonifica addominali e glutei; allevia la sciatica.

Controindicazioni: mal di testa, insonnia, pressione bassa.

Kala asana o posizione del Tempo

Il nome Kala asana deriva dal Sanscrito

वेळ tempo आसन asana

"kala" significa "tempo".

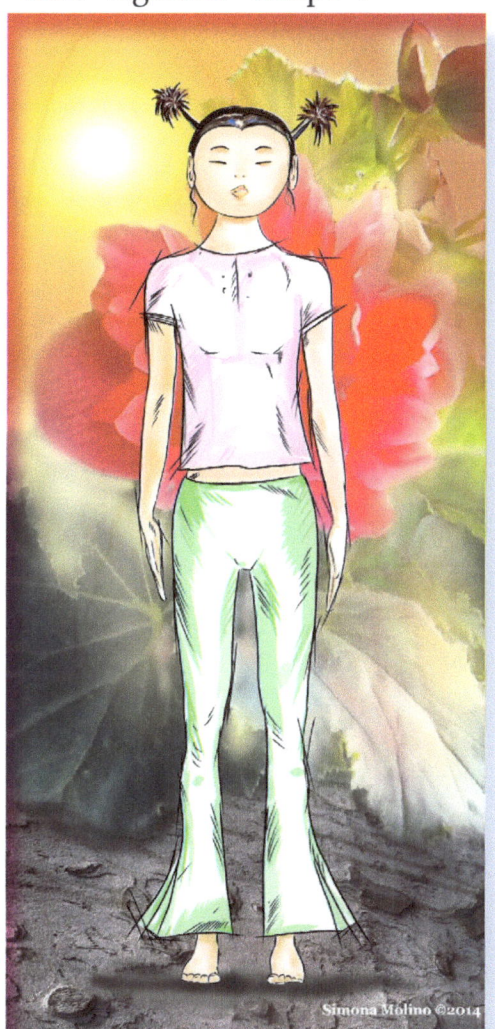
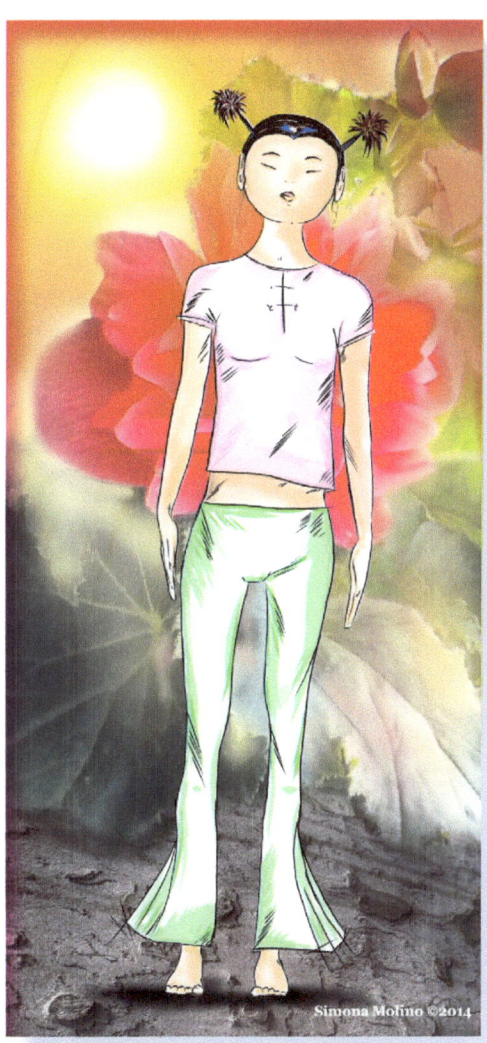

In piedi partite dalla posizione Tadasana.
Chiudete gli occhi.
Inspirate portate il peso sul piede destro espirando ascoltate la parte sinistra del vostro corpo leggera; inspirate e portate il peso sul piede sinistro ed espirando ponete attenzione alla leggerezza della parte destra.
Ripetete il movimento per cinque volte.

Benefici: aiuta nei problemi di insonnia e rafforza l'equilibrio.

posizioni in piedi

Padahastasana o posizione delle mani ai piedi

Il significato della parola Padahastasana proviene dal Sanscrito
"pada" piedi e "hastā" mani.

पाद piedi हस्ता mani

In piedi nella posizione Tadasana inspirate allungate le braccia sopra la testa
con i palmi delle mani rivolti in avanti e le braccia che sfiorano le orecchie.

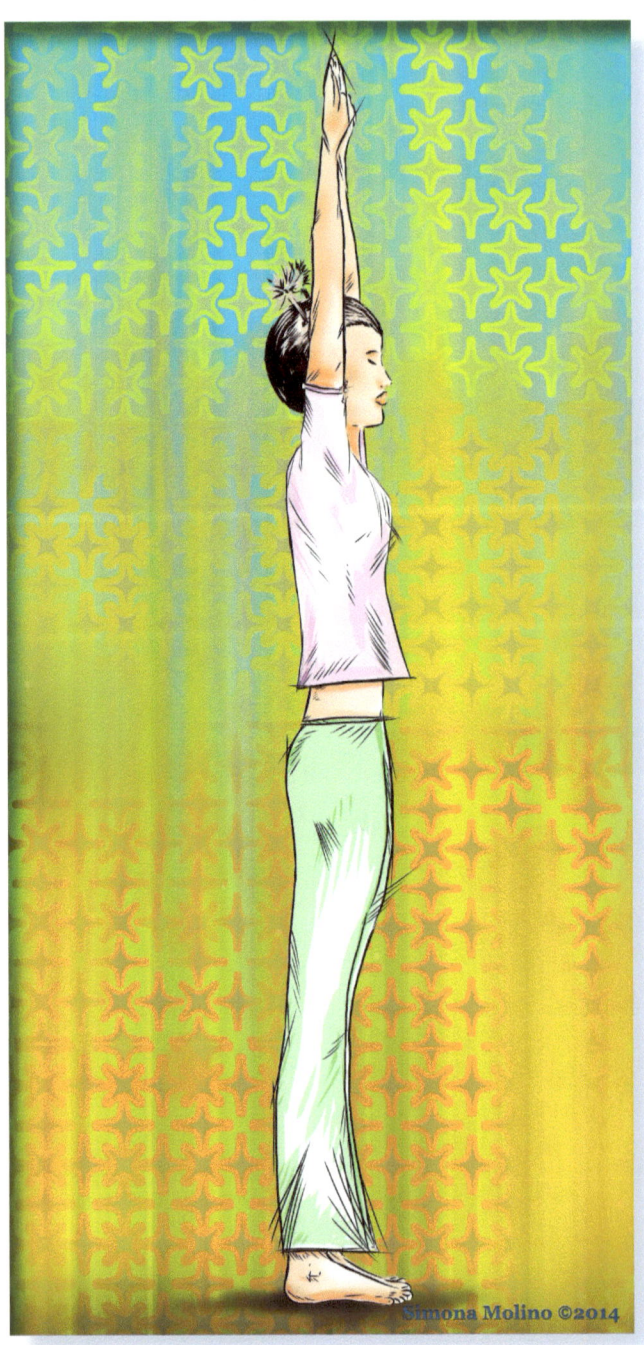

Simona Molino ©2014

Espirate e piegatevi in avanti portando l'intenzione verso la Terra con la testa, collo e colonna vertebrale, fino a quando i palmi delle mani o le dita toccano il pavimento su entrambi i lati dei piedi.

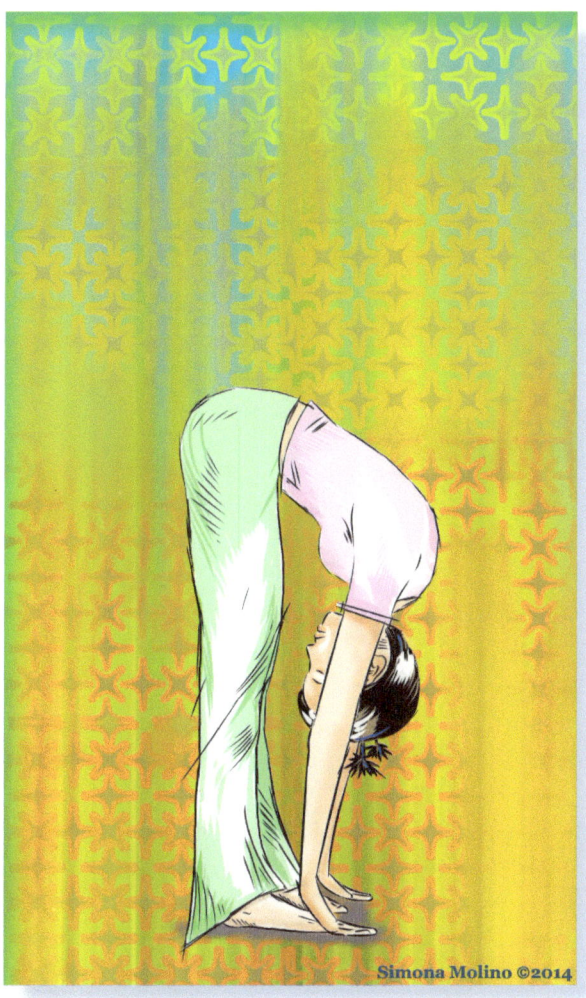

Simona Molino ©2014

Benefici: Allevia dolori di schiena, allunga la colonna vertebrale, migliora la sciatica. Inoltre Padasthasana migliora la circolazione del sangue e favorisce l'ossigenazione alla testa e al viso. Allunga i muscoli e i tendini delle gambe e aumenta l'elasticità e la flessibilità della colonna vertebrale. Tutti gli organi addominali come intestino e stomaco, vengono stimolati e tonificati favorendo le funzioni digestive e intestinali.

Controindicazioni: Persone che soffrono di condizioni di schiena gravi (ernia) non dovrebbero piegarsi in avanti completamente. Possono piegarsi dai fianchi mantenendo la schiena dritta facendo un angolo di 90 gradi con le gambe. Padasthasana è controindicata per i soggetti che soffrono di pressione bassa.

posizioni in piedi

Namaskarasana o posizione del Saluto

Il nome Namaskarasana deriva dal Sanscrito

आसन asana नमस्कार augurio e saluto

Dalla posizione Tadasana posizionate i piedi in apertura a circa 45° alla larghezza delle spalle, inspirate e accovacciatevi sulle ginocchia, tenendo i gomiti posizionati all'interno delle ginocchia stesse.

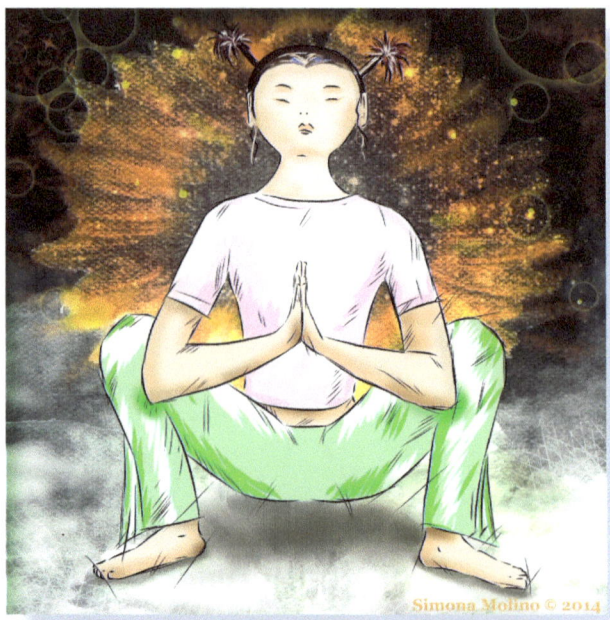

Portate le mani davanti al petto la testa leggermente all'indietro ascoltando la pressione dei gomiti sulle ginocchia.

Espirate e allungate le braccia raddrizzandole in avanti, piegate la testa e premetela sul petto.

Tenete questa posizione per alcuni respiri ascoltando la muscolatura delle spalle e della parte superiore della schiena.

Inspirate e ritornate lentamente nella posizione di partenza Tadasana.

Ripetete la pratica almeno cinque volte.

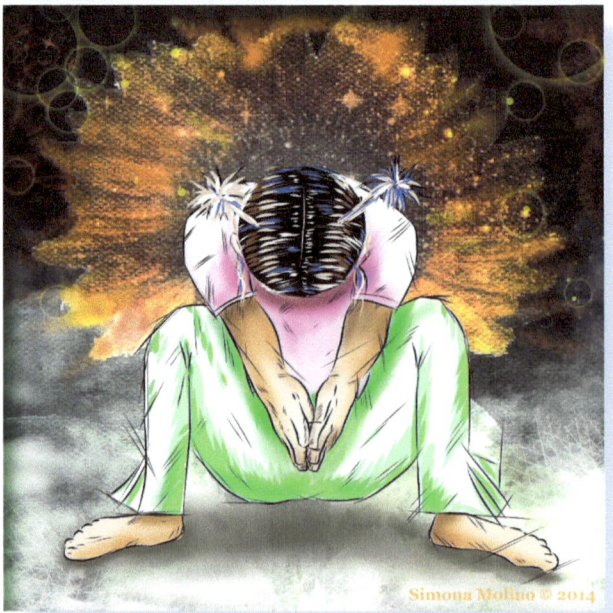

Benefici: Namaskarasana ha un ottimo effetto sui nervi e sui muscoli delle coscie, ginocchia, spalle, braccia e collo. Aumenta la flessibilità nei fianchi.

Controindicazioni: sciatica e problematiche note alle ginocchia.

Balasana o posizione del Bambino

La parola "bala asana" in Sanscrito significa "posizione del bambino"

बालासन posizione del bambino

Sedetevi sui talloni con le gambe unite, i piedi distesi all'indietro leggermente divaricati, fate in modo che gli alluci si tocchino, poi allargate le ginocchia allo stesso livello delle anche.I glutei appoggiano sull'incavo dei talloni. Espirate e piegatevi gentilmente in avanti fino a toccare con la fronte il pavimento vicino alle ginocchia.

Distendete le braccia all'indietro ai lati del corpo con le mani a terra, i palmi rivolti verso l'alto.

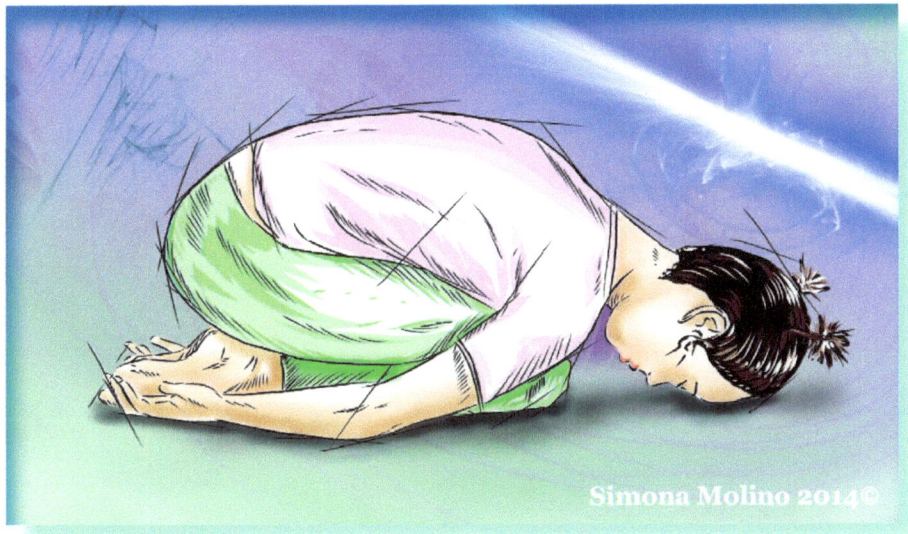

Mantenete la posizione statica per circa trenta secondi respirando normalmente. Rilassatevi e abbandonatevi.

Poi lentamente ritornate alla posizione seduta e partendo dal basso snodate vertebra dopo vertebra tutta la spina dorsale facendo salire per ultima la testa.

Un accorgimento: se diventa difficoltoso arrivare con la fronte a terra aiutatevi ponendo una coperta o dei cuscini sotto i glutei.

Benefici: Questa posizione favorisce un allungamento passivo dei muscoli paraspinali, posti ai due lati della colonna vertebrale, spesso tesi dopo una giornata di attività. L'intera muscolatura della schiena ne trae benficio, la colonna vertebrale viene decontratta in quanto la posizione crea maggiore spazio tra dischi intervertebrali arrestando così la loro fisiologica degenarazione.

Controindicazioni: ernia del disco, spondilosi o spondilolistesi.

posizioni in ginocchio

Shashankasana o posizione della Luna

Il nome Shashankasana deriva dal Sanscrito

शशांकासन

significa nella libera traduzione "posizione che libera dall'aria".
Sedetevi sulle ginocchia e mettete le mani su di esse.
Inspirate e alzate le braccia portandole in verticale sopra il capo.
Espirate mentre piegate il tronco in avanti,
tenendo le braccia in linea con il tronco.

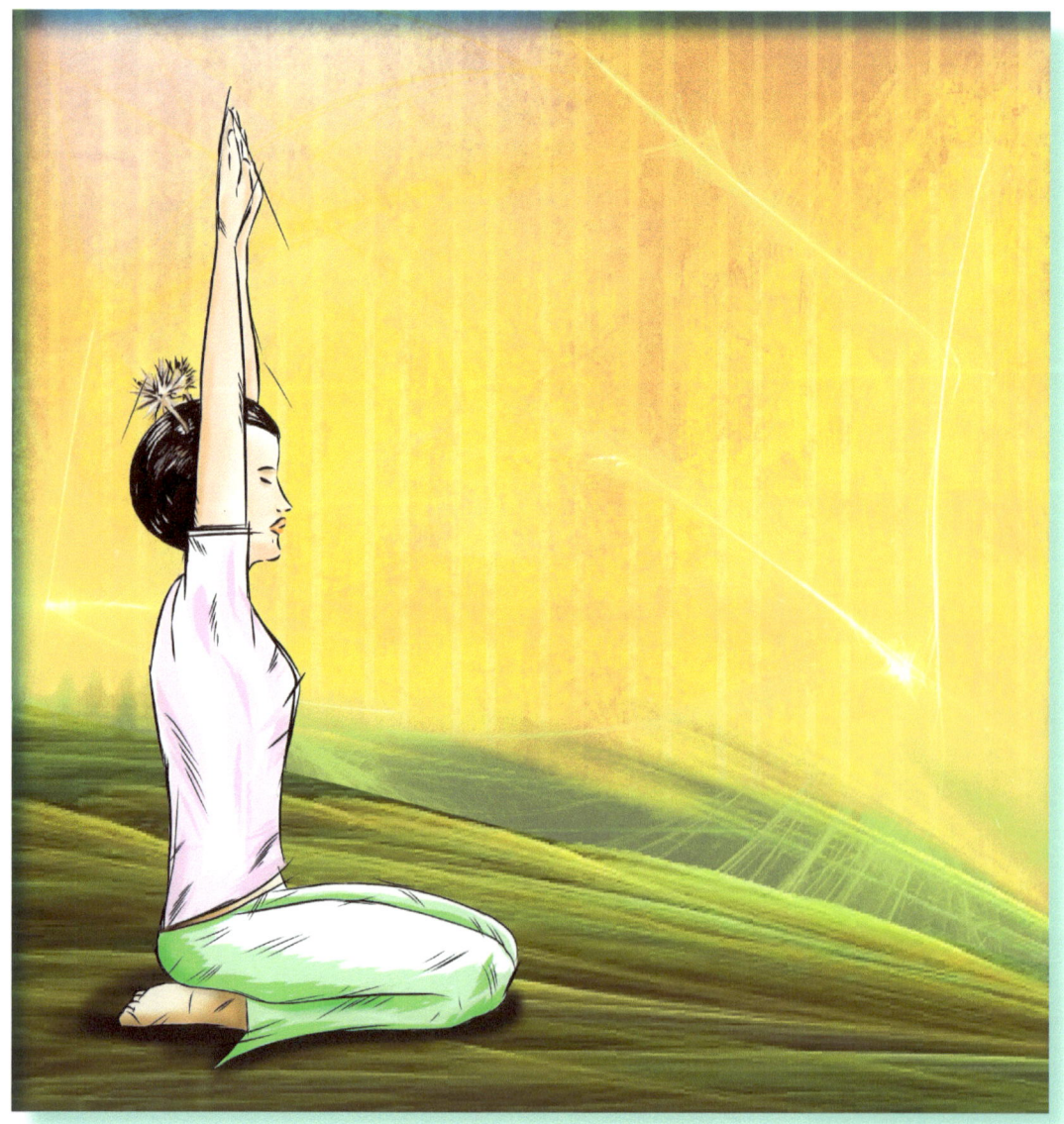

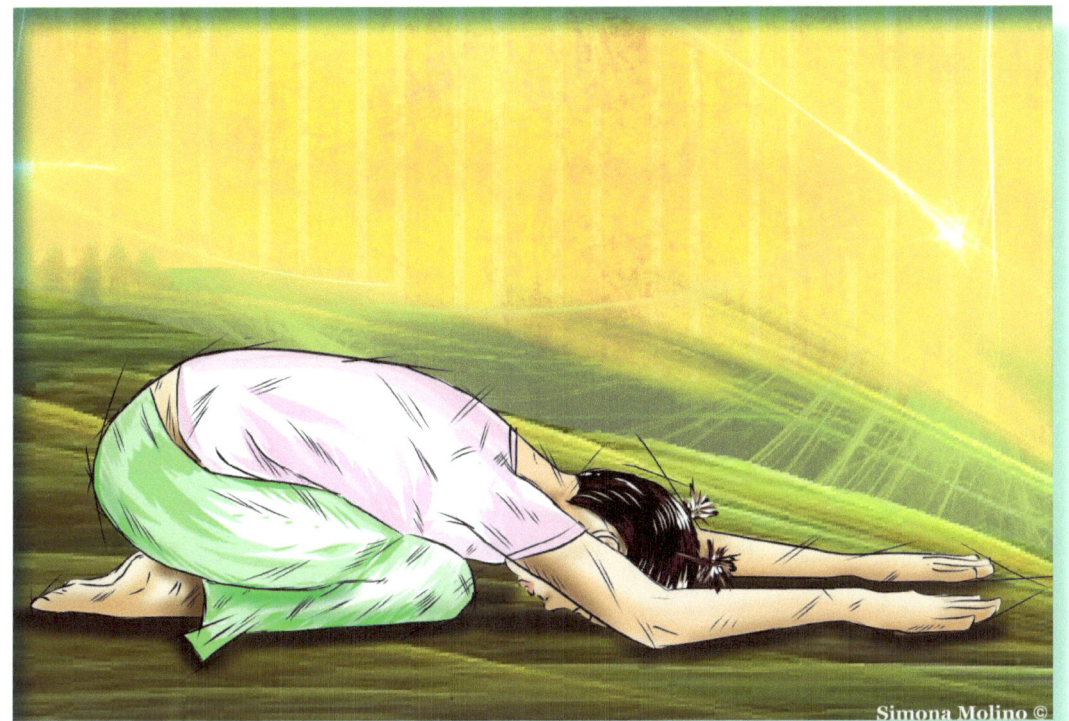

Simona Molino ©

La fronte appoggia al suolo, le braccia e le mani stese morbidamente ai lati della testa con i palmi al suolo.
Rimanete in questa posizione rilassando spalle, schiena, collo, testa e braccia per alcuni cicli di respiro.
Espirando lentamente ritornate alla posizione iniziale abbassando le braccia.
Ripetete questa asana fino a dieci volte.

Benefici: la pratica di questa Asana è utilissima per rilassare i muscoli della schiena, aiuta inoltre ad alleviare la fatica e favorire la concentrazione.

Controindicazioni: non praticate questa posizione con pressione alta, glaucoma o vertigini.

posizioni in ginocchio

Bidalasana o posizione del Gatto

Il nome Bidalasana deriva dal Sanscrito

बिडाला **gatto** आसन **asana**

Mettetevi nella posizione in ginocchio con le mani appoggiate a terra, la schiena arrotondata.

Assicuraratevi che i fianchi si trovino dietro le ginocchia in modo tale da sentire leggerissimo il carico del peso sulle mani.

Le braccia devono essere molto morbide

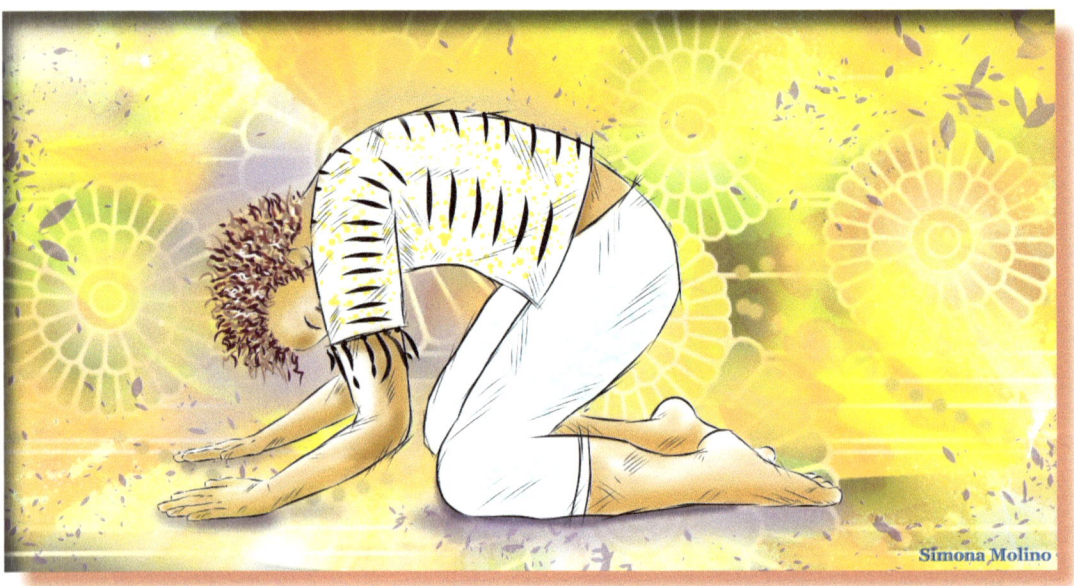

Simona Molino

a partire dalle spalle, gomiti e mani.

Inspirate e iniziate a muovere la schiena partendo dalle spalle, espandete il torace, continuate il movimento gradualmente e molto lentamente fino ai fianchi.

La schiena deve essere allungata in modo uniforme, come se si stesse cercando di separare equamente tutte le vertebre l'una dall'altra.

Il collo può essere leggermente stirato e sollevato al termine del movimento.

Espirando lentamente iniziate ad eseguire la sequenza in direzione opposta, partendo dai fianchi che scivolano indietro seguiti dalla schiena e dalle spalle.

La testa si avvicina allo sterno.

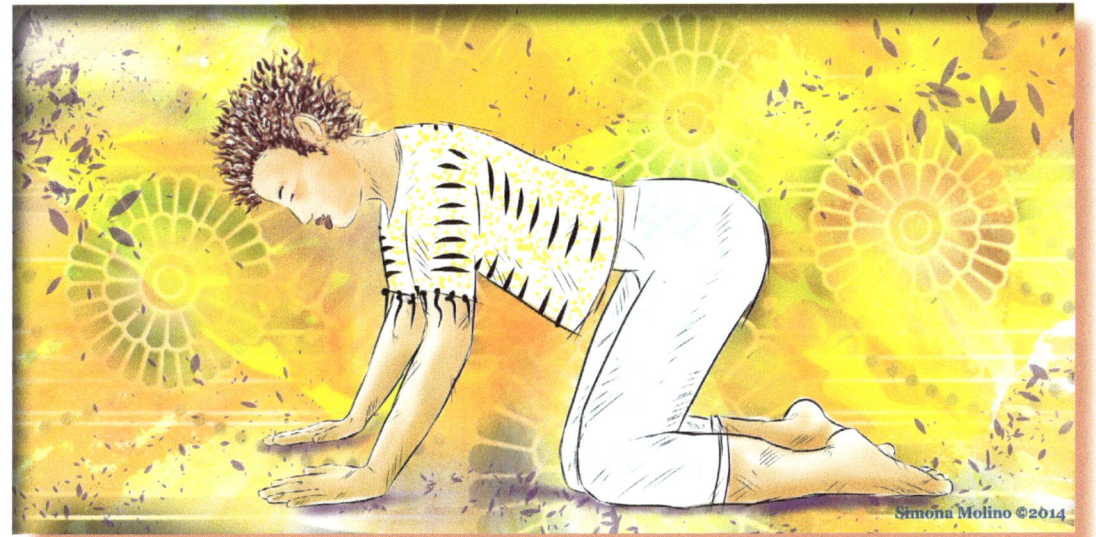

Ripetere la pratica per cinque volte.

Quando volete fermarvi potete mettervi nella posizione di riposo per la schiena Balasana.

Benefici: Bidalasana ha un effetto di sensibilizzazione su tutta la colonna vertebrale, aumentandone l'elasticità grazie al lavoro di compressione ed allungamento delle zone posteriori e frontali.
Aumenta la capacità respiratoria rendendo elastica tutta la cassa toracica.
Bidalasana è una posizione senza controindicazioni indicata per le donne in gravidanza in quanto molto utile anche durante il travaglio per aiutare il bambino ad incanalarsi meglio prima del parto.

posizione in quadrupedia

Posizione di allungamento

Praticate questa posizione quando da troppo tempo state seduti in
posizione contratta o solo per rilassare il corpo e risvegliarlo.
Mettetevi in piedi di fronte a una sedia, aprite i piedi quanto le anche e
posizionate le braccia sullo schienale della sedia, piegatevi in avanti e
rilassate la schiena.

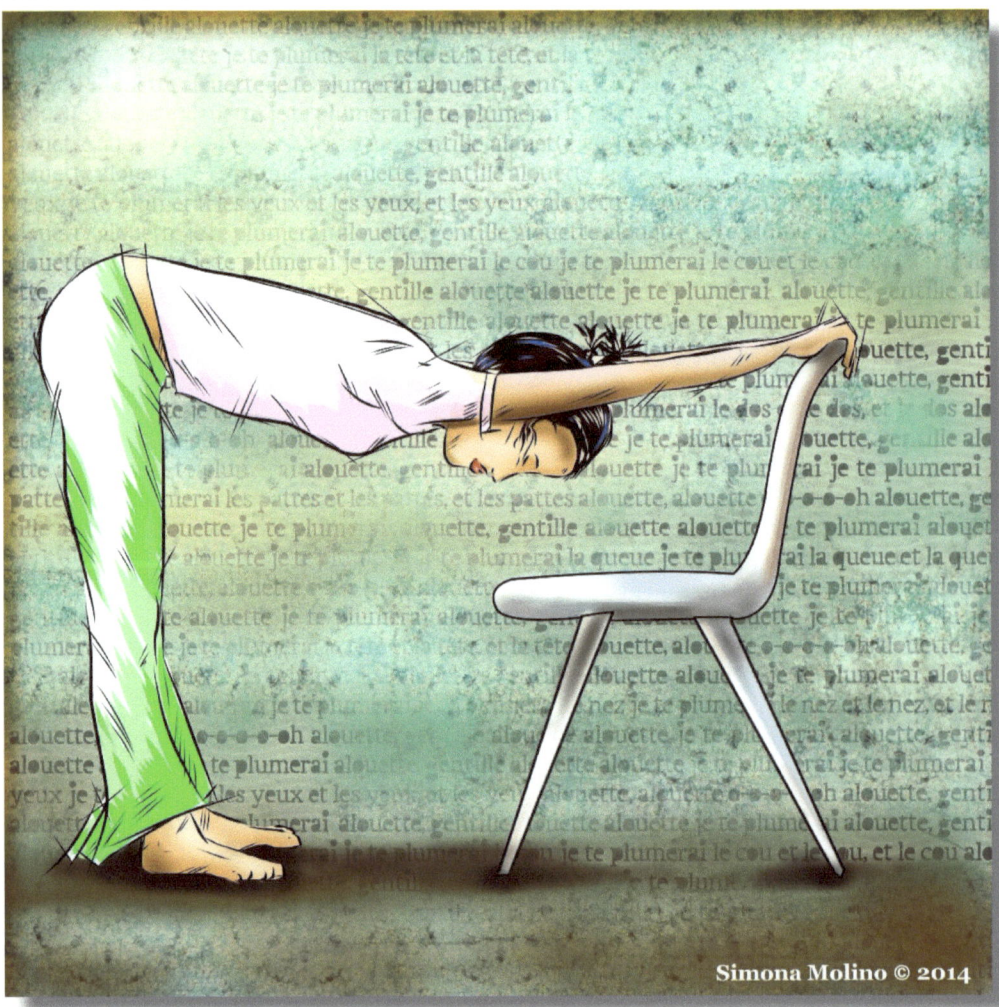

Simona Molino © 2014

Sentite la colonna vertebrale allungarsi, rilasciate la testa.
Il busto è diritto e consente un allineamento con le braccia.
Inspirate ed espirate mantendo la posione per almeno cinque - dieci cicli
respiratori.

*Benefici: rilassa la colonna e distende braccia e spalle. Rilassa le tensioni
muscolari. Allunga gambe e previene crampi.*

Uktanasana o posizione della Sedia

La parola Uktanasana deriva dal Sanscrito

उत्कट pesante intenso आसन asana

Questa Asana in apparenza molto Gentile si rivela invece intensa e vibrante.
La variante più leggera che potete praticare anche durante la giornata per alleggerire la tensione è la sequente:

In piedi con spalle a una parete, piedi e talloni attacati al muro, fate un piccolo passo avanti.

Espirate e piegatevi sulle ginocchia fino ad avere le coscie parallele al pavimento e le ginocchia perpendicolari ai talloni.

Aderite con la schiena alla parete favorendo l'appoggio della parte sacrale, inspirate e sollevate le braccia verso l'alto, tenendo la colonna aderente al

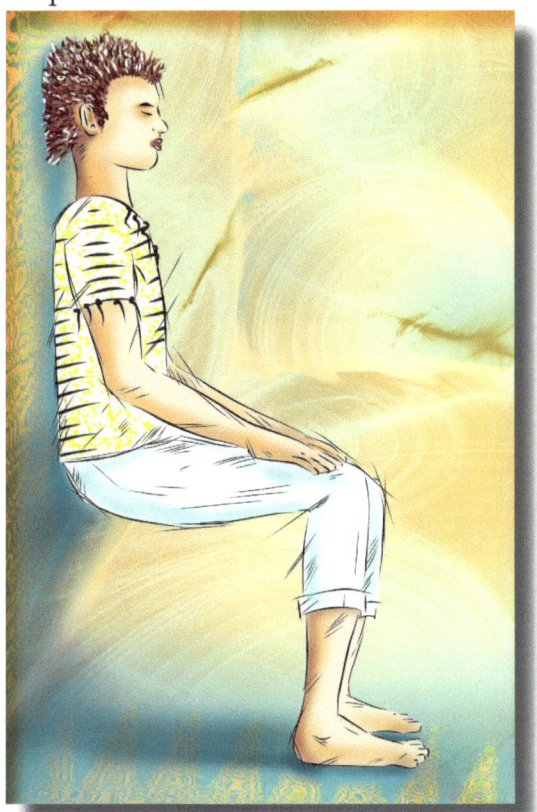 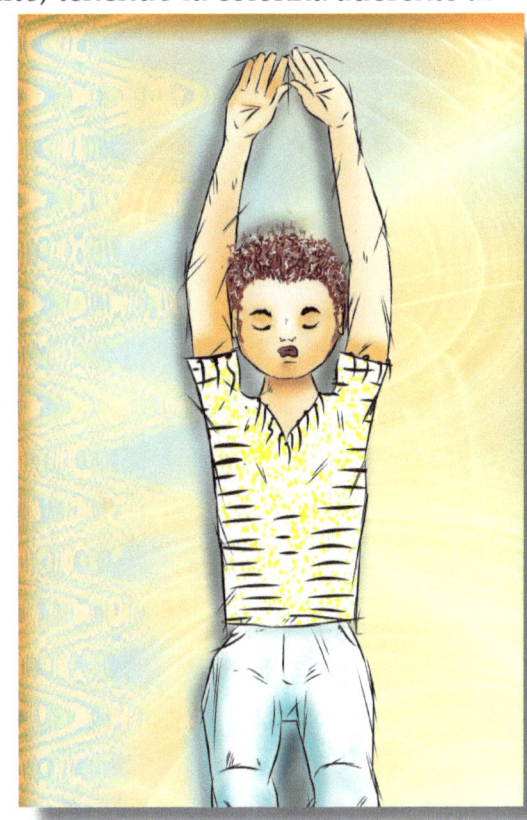

muro e il mento leggermente abbassato.
Mantenete la posizione per cinque - dieci cicli di respiro osservando le sensazioni del corpo.

Benefici: distende l'intera colonna vertebrale, rilassa spalle, fortifica la zona lombare e le gambe.Utile per rilasarvi se state parecchio tempo seduti o in posizioni non comode.

posizione per il tempo del lavoro

Allungamento delle braccia
in posizione seduta

Questa pratica aiuta a rilassare schiena, braccia, spalle e mani, quando si sta molte ore seduti o in posizioni di tensione e scomode.

Potete eseguirla anche seduti.

Personalmente io la eseguo mentre pratico il running per rilassare le braccia e aprire la gabbia toracica.

Mettete le mani giunte con le dita intrecciate.

Girate i palmi verso l'alto e rivolgeteli verso l'esterno.

Allungate braccia e mani comodamente sopra la testa.

Mantenete questa posizione e respirate profondamente più volte, inspirando ed espirando.

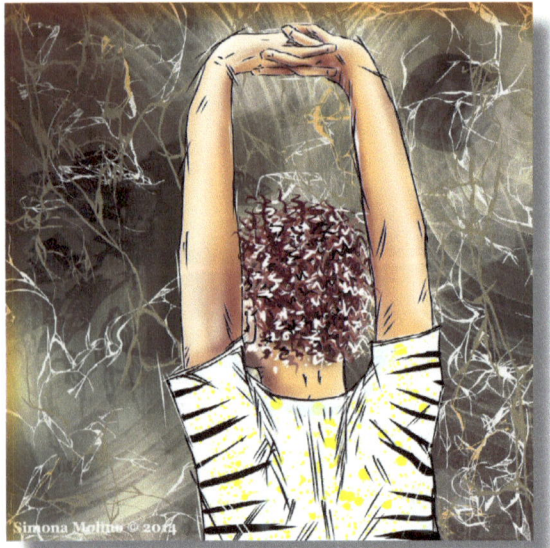 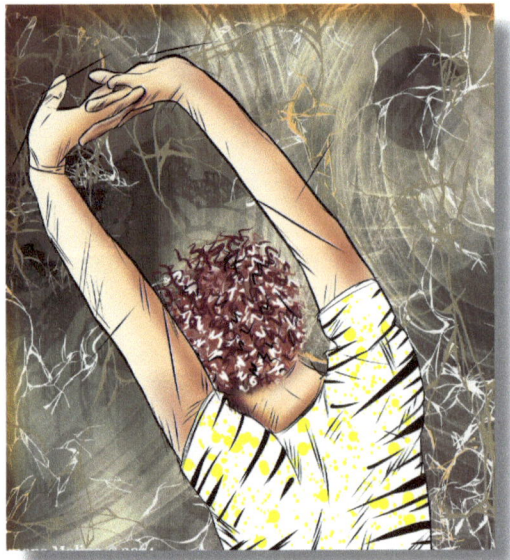

Mantenete questa posizione e respirate profondamente più volte, inspirando ed espirando.Allungate i lati destro e sinistro del corpo.

Continuate a tenere le mani sopra la testa.

Respirare più volte, mentre si estende ogni lato del corpo.

Simona Molino

Sono nata nel 1969 -l'anno della Luna-
Fin da piccina ho sempre amato disegnare animali, soprattutto
cavallini...ora preferisco piccoli ranocchi!
Nel 2004 ho fondato Studio Artistico Janas ispirandomi alla figura
di "Janas" o fata, personaggio dell'immaginario femminile della
tradizione Sarda e al suo Volo magico...
Autrice, illustratrice, decoratrice e grafico, lavoro e vivo tra Milano e
la verde Brianza, con la mia famiglia di umani e pelosini.
Potete trovare le mie pubblicazioni in formato e-book e print on
demand su piattaforma Amazon, tradotte in inglese, francese e
tedesco.
Da parecchi anni pratico bio-discipline quali il Tai Chi Chuan , Reiki
e Yoga.

Per contattarmi: janasart@yahoo.it

www.studioartisticojanas.com

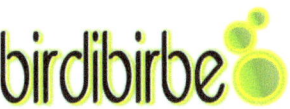

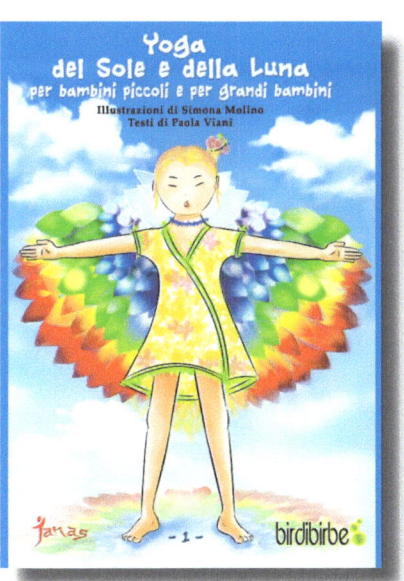

*Una guida per praticare lo Yoga non solo per i
più piccini ma anche per i grandi che si vogliono
concedere uno spazio per rilassare il corpo e la
mente.
I testi spiegano passo dopo passo molto
chiaramente come eseguire le Pratiche del Sole
e della Luna, le illustrazioni coloratissime
facilitano l'interesse è l'attenzione dei più piccini.
Consigliato dai tre anni in poi.*

**Disponibile in formato e-book e in
formato cartaceo su Amazon**

www.ingramcontent.com/pod-product-compliance
Lightning Source LLC
Chambersburg PA
CBHW061050290526
45796CB00002B/9